Bibliografische Information der Deutschen Nationalbibliothek:

Die Deutsche Bibliothek verzeichnet diese Publikation in der Deutschen Nationalbibliografie; detaillierte bibliografische Daten sind im Internet über http://dnb.d-nb.de/ abrufbar.

Impressum:

Druck und Bindung: Books on Demand GmbH, Norderstedt Germany
ISBN: 978-3-668-13770-7

Dieses Buch bei GRIN:

http://www.grin.com/de/e-book/280843/erhalt-der-pflegequalitaet-in-zeiten-der-wirtschaftlichkeit-eine-frage

Eva-Maria Schmidt

Erhalt der Pflegequalität in Zeiten der Wirtschaftlichkeit – Eine Frage des Managements. Die Balanced Scorecard in Altenheimen

GRIN Verlag

Erhalt der Pflegequalität in Zeiten der Wirtschaftlichkeit – Eine Frage des Managements.

Die Balanced Scorecard in Altenheimen

Eva-Maria Schmidt

Inhaltsverzeichnis

Abkürzungsverzeichnis

BSC	Balanced Scorecard
DIN	Deutsches Institut für Normung
DRG	Diagnosis Related Groups
EFQM®	European Foundation for Quality Management
EN	Europäische Norm
GKV	Gesetzliche Krankenversicherung
GRV	Gesetzliche Renteversicherung
GUV	Gesetzliche Unfallversicherung
ISO	International Organization for Standardization
KTQ®	Kooperation für Transparenz und Qualität im Krankenhaus
KZ	Kennzahl
KVP	Kontinuierlicher Verbesserungsprozess
MDK	Medizinischer Dienst der Krankenkassen
NPO	Non-Profit-Organisation
NRW	Nordrhein- Westfalen
PDCA	Plan- Do- Check- Act
QMS	Qualitätsmanagementsystem
ROCE	Return on core equity
SGB V	Sozialgesetzbuch Fünftes Buch: Gesetzliche Krankenversicherung
SGB XI	Sozialgesetzbuch Elftes Buch: Soziale Pflegeversicherung
HeimG	Heimgesetz

Einleitung

“Veränderung ist das Gesetz des Lebens. Und diejenigen, die nur die Vergangenheit oder die Gegenwart betrachten, werden ganz sicher die Zukunft verpassen” (John F. Kennedy).

Diese Aussage ist auch für viele Einrichtungen im Gesundheitswesen, die zunehmend vor neue Herausforderungen gestellt werden, zutreffend. Der derzeit schon immense Kostendruck der auf den einzelnen Einrichtungen lastet, wird weiter zunehmen. Weiterhin steigt der Konkurrenzdruck, der Einrichtungen untereinander stetig an. Es gilt, Veränderungen in den bestehenden Strukturen zu schaffen, um auch zukünftig überleben zu können (vgl. Bündnis Gesundheitsreform 2000, n.d.). Die Entwicklung von Strategien und die Nutzung von Instrumenten zur konsequenten Umsetzung sind dabei als wesentliche Faktoren zu sehen.

Die Balanced Scorecard, vereinfacht als ausbalanciertes Kennzahlensystem übersetzt, ist ein Managementinstrument, welches die Umsetzung einer Unternehmensstrategie unterstützen kann. Eine Studie der Horváth und Partners Management – Beratung bei großen und mittelständigen Unternehmen hat ergeben, dass Unternehmen die mit der BSC arbeiten erfolgerreicher sind als Wettbewerber (vgl. Horváth und Partner Consulting, 2005). Die Balanced Scorecard, ursprünglich von S. Kaplan und R. Norton für Unternehmen der privaten Wirtschaft entwickelt, wird mittlerweile weltweit auch von öffentlichen Einrichtungen angenommen und umgesetzt (vgl. Kaplan & Norton, 2001, S. 119). Auch im deutschen Gesundheitswesen, insbesondere in Krankenhäusern, findet die Balanced Scorecard, wenn auch noch vereinzelt, ihren Einsatz (vgl. Reisner, 2003, S.35).

Ziel der vorliegenden Arbeit ist es, Möglichkeiten aufzuzeigen, wie die Balanced Scorecard in Altenheimen eingesetzt und umgesetzt werden kann.

Der Begriff des Pflegeheimes ist nach XI § 71, Abs. 1-2 des SGB XI (vgl. Sozialgesetzbuch XI) sowie im HeimG § 1 Abs.1 (vgl. Juris, n.d.) festgelegt. Altenheime sind eine Form von Pflegeheimen, in denen ausschließlich ältere Menschen versorgt werden. Innerhalb dieser Arbeit wird der Begriff Altenheim ausschließlich für vollstationäre Einrichtungen verwendet, die nach § 72 SGB XI (vgl. Sozialgesetzbuch XI) zugelassen sind. Die Trägerschaften, denen Heimen unterstehen können, sind identisch mit den Krankenhausträgern. Die Trägerschaft wird auch hier nur in sofern berücksichtigt, dass auf Besonderheiten, die sich aus ihr ergeben, hingewiesen wird.

1 Spezifische Gründe für die Einführung einer Balanced Scorecard im Altenheim

Für Altenheime zeigen sich spezifische Gründe, die die Verwendung einer Balanced Scorecard als sinnvoll erscheinen lassen. Die Wesentlichen sollen im Folgenden hervorgehoben werden.

Alten- und Pflegeheime haben in jüngster Zeit, in den Medien durch die Veröffentlichung des Pflegeberichtes 2007 vom MDK (Medizinischer Dienst der Krankenversicherungen) auf sich aufmerksam gemacht. Die Boulevardpresse sorgte durch negative Schlagzeilen wie „Schockbericht" und „Pflegeschande" dafür, dass der Zustand in den Heimen schlechter dargestellt wurde, als es in der Realität zutreffend ist (vgl. Info Sozial, 2007). Dennoch nehmen die Berichte, in denen Missstände von Pflege bekannt gemacht werden, durchaus zu. Der Pflegemarkt hat demnach unter einem negativen Image zu leiden, was potentielle Kunden und deren Angehörige dazu veranlasst, nicht mehr den ersten freien Heimplatz in Anspruch zu nehmen, sondern durchaus die gebotenen Leistungen, in Bezug auf Kosten und Qualität, zu hinterfragen. Demnach herrscht ein starke Konkurrenz unter den Heimen, was zur Folge hat, dass ein Heim sich nicht mehr ausschließlich durch die Erbringung von reinen Pflegeleistungen auf dem Markt positionieren kann.

Weiterhin haben viele Heime, durch Einführung der Pflegeversicherung und der damit verbundenen Leistungsabrechnung nach Pflegestufen, unter einem zunehmenden Kostendruck zu leiden (vgl. Poniewaz, nd., S.1).

Es gilt daher, die Pflegequalität zu sichern und weiterzuentwickeln, sich auf die Wünsche der Kunden auszurichten und die Wirtschaftlichkeit der Einrichtung zu sichern.

Die Balanced Scorecard kann hier, durch die Mehrperspektivität und dem Zusammenführen von harten und weichen Faktoren helfen, den Bedarf nach einem geeigneten ergänzenden Steuerungsinstrument in Bezug auf die zuvor genannten Gründe zu decken.

2 Vision und Strategie in Altenheimen

Im Gegensatz zu vielen Krankenhäusern hat der Autor dieser Arbeit die Erfahrung gemacht, dass in den meisten Heimen schon ein Leitbild existiert, welches häufig gemeinsam mit den Bewohnern und Mitarbeitern erarbeitet wurde. Hieraus lassen sich Vision und Strategie ableiten.

Beinhaltet das Leitbild etwa, dass das christliche Leben der Bewohner innerhalb und außerhalb der Einrichtung zu fördern ist, kann dies durchaus als strategisches Ziel formuliert werden (vgl. Poniewaz, n.d., S.6).

Ein Beispiel einer Vision zeigt folgende Abbildung:

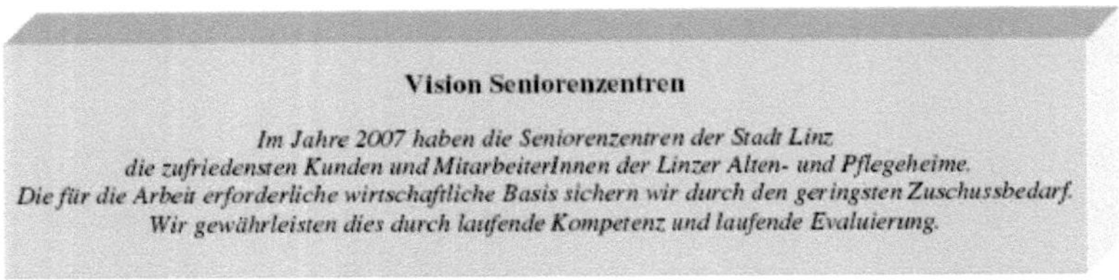

Abbildung 1 Vision eines Altenheimes
(nach Schalk, n.d. S. 3)

Bei der Entwicklung einer Strategie sollte auch für Altenheime eine interne und externe Schwächenanalyse durchgeführt werden. Hier sollten unter anderem die Frage geklärt werden „Welche Gruppe älterer Menschen wollen wir mit welchen Leistungsschwerpunkten erreichen?“ Im Altenheim bedeute dies, die Bedürfnisse und Wünsche ältere Menschen zu identifizieren.

Welche Dienstleistungen ein Altenheim anbietet, sollte sich nach der Nachfrage, dem Wettbewerb und der eigenen Leistungsfähigkeit richten (vgl. Weidehammer & Bahr, 2004, S.12).

Generell sollte die demographische Entwicklung bei der Strategiefindung Beachtung finden. In Zukunft wird es immer mehr ältere Menschen geben, die unter bestimmten Erkrankungen, wie beispielsweise Demenz, leiden werden. Jeder vierte der über 80- jährigen und jeder zweite der über 90-jährigen erkrankt bereits heute daran (vgl. Ermisch, Gronwald, Heflik & Schneyink, 2007, S.185). Viele Altenheime versuchen daher, sich schon jetzt durch den Aufbau von Einrichtungen speziell für Menschen mit Demenz auf dem Markt zu positionieren.

Auch hier sollte erwähnt werden, dass die Art der Trägerschaft bei der Strategiefindung eine Rolle spielt. Altenheime, die von öffentlichen Trägern betrieben werden, werden eher die Kostendeckung bei gleich bleibender Pflegequalität in den Vordergrund stellen, während private Altenheime versuchen werden, profitable Nischen in der Betreuung alter Menschen zu finden, um so eine Gewinnmaximierung zu erreichen.

3 Perspektiven der Balanced Scorecard in Altenheimen

Ebenso wie in Krankenhäusern, kann auch hier eine Veränderung bzw. Anpassung der vier klassischen Perspektiven erfolgen, die von Kaplan und Norton als relevant angesehen werden. Auch in Altenheimen können die Qualitätsperspektive und/ oder die Sozialperspektive wichtig zur Umsetzung der Strategie sein. Ebenso kann die bereits im Teil der Krankenhäuser erwähnte, „Öffentliche- Aufgabenperspektive" eine Möglichkeit darstellen, sowohl den finanziellen Aspekt als auch die Leistungsqualität an die Spitze der BSC zu stellen.

In Bezug auf die Auswahl der Perspektiven und den strategischen Ziele muss auch im Altenheim eine Berücksichtigung der Trägerschaft erfolgen.

Im Folgenden soll zunächst auf die Umsetzung der vier Perspektiven nach Kaplan und Norton im Altenheim eingegangen werden. Anschließend wird noch die Umsetzung einer weiteren Perspektive, die Perspektive „ideeller Bereich", vorgestellt.

3.1 Finanzperspektive

Wie in Krankenhäusern kommt auch in Altenheimen dem finanziellen Aspekt eine zunehmende Bedeutung zu. Dies lässt sich, wie bereits erwähnt, unter anderem auf die Einführung der Pflegeversicherung und der damit verbundener Leistungsabrechnung nach Pflegesätzen zurückführen. Weiterhin spielt, wie im Krankenhaus, die Art der Trägerschaft eine Rolle bei der Formulierung der strategischen Ziele innerhalb dieser Perspektive, da Zielsetzungen und Erwartungen des Trägers berücksichtigt werden müssen. Während private Heime, wie schon erwähnt, eine Gewinnmaximierung anstreben könnten, gilt es für Altenheime von öffentlichen oder gemeinnützigen Trägern, die Verschuldung zu vermeiden und die Liquidität zu sichern (vgl. Poniewaz, n.d., S. 9).

Abbildung 2 zeigt Beispiele für strategische Ziele und Messgrößen dieser Perspektive auf.

Ziele	Messgrößen
a) Wirtschaftlichkeit der Einrichtung sichern	▪ b) Auslastungsgrad pro Monat (in %)
	▪ c) Sachkosten pro Pflegestufe pro Pflegetag in Euro
	▪ d) Personalkosten pro Pflegetag in Euro

Abbildung 2: Strategische Ziele und Messgrößen der Finanzperspektive im Altenheim

(Eigene Darstellung: a) u. b)nach Brüggemann, 2007, S75; c) u. d) nach Poniewaz, n.d., S 9)

3.2 Kundenperspektive

Innerhalb dieser Perspektive gilt es, zunächst die Kunden zu identifizieren, welche für ein Altenheim und dessen strategischen Prozess relevant sind.

Im Altenheim gibt es eine Reihe von Kundengruppen, die innerhalb dieser Perspektive Berücksichtigung finden können. Dazu gehören unter anderem die Bewohner, potenzielle Bewerber um einen Heimplatz, Angehörige, Ärzte, Pflegekassen und Sozialämter (vgl. Poniewaz, n.d. , S.9).

Vorrangig innerhalb der unterschiedlichen Kundengruppen sind jedoch die Bewohner des Altenheimes zu sehen. Die Zufriedenheit der Bewohner und deren pflegerische Versorgung sollten stets oberste Ziele innerhalb dieser Perspektive sein (vgl. Poniewaz, n.d. S.10). Dies beinhaltet auch die Kundenrolle der Angehörigen, die gerade in Pflegeeinrichtungen eine Doppelrolle einnehmen. Zum einem übernehmen sie häufig die Kundenrolle für Bewohner, die dazu aus verschiedenen gesundheitlichen Gründen nicht mehr in der Lage sind, und zum anderen sind sie Betroffene und benötigen Rat und Zuspruch seitens der Pflege (vgl. Fischbach & Spitaler, 2004, S.172). Weiterhin sind Angehörige als wichtige Multiplikatoren in der Außenwelt zu sehen (vgl. Bachert & Richter, 2005, S. 27).

Im Altenheim kann auch die Möglichkeit einer internen und externen Kundenperspektive in Betracht gezogen werden, da hier Leistungsempfänger und Leistungszahler nicht immer ein und dieselbe Person sind. Alle Leistungen, die den Bewohner direkt betreffen, sind Faktoren für die interne Perspektive. Sozialämter beispielsweise erfahren diese Leistungen häufig indirekt und sind Träger der erbrachten Leistung am Bewohner. Sozialämter würden somit zu den externen Kundengruppen zählen (vgl. Bachert & Richter, 2005, S.27).

Abbildung 3 zeigt Beispiele für strategische Ziele und Messgrößen innerhalb dieser Perspektive auf.

Ziele	Messgrößen
a) Zufriedenheit der Bewohner/ Angehörigen	▪ Ergebnisse aus Bewohnerumfrage ▪ Anzahl der Beschwerden
b) Multiplikatorenzufriedenheit verbessern	▪ Heimeinzüge auf Grund von Empfehlungen in % ▪ Umfang der Warteliste
c) Image als Qualitätsanbieter ausbauen	▪ positive Erwähnung in der örtlichen Fachpresse pro Quartal

Abbildung 3: Strategische Ziele und Messgrößen der Kundenperspektive im Altenheim
(Eigene Darstellung: a) u. b) nach Poniewaz, n.d., S. 11; c) nach Brüggemann, 2007, S.72)

3.3 Prozessperspektive

Diese Perspektive dient dazu, die Prozesse im Altenheim zu identifizieren und zu verbessern, die maßgeblich zur Zufriedenheit der Bewohner und deren Angehörigen beitragen, sowie die Wirtschaftlichkeit der Einrichtung sichern.

Die Prozesse sind nicht nur in Bezug auf die Pflege zu ermitteln, sondern auch in Bezug auf den so genannten „back office Bereich". Dies betrifft im Altenheim vornehmlich die Küche und die Gebäude- und Wäschereinigung. Sollten diese Dienstleistungen von externen Firmen übernommen werden, muss das Altenheim die Qualität kontinuierlich kontrollieren und sicherstellen (vgl. Brüggemann, 2007, S.76-77).

Die relevanten Prozesse sollten für alle beteiligten Bereiche im Altenheim, identifiziert werden. Wichtigster Aspekt dabei ist, dass eine durchgängige Dokumentation aller relevanten Prozesse angestrebt wird, um klare Verantwortlichkeiten zu regeln und das redundante Durchführen von Tätigkeiten zu vermeiden (vgl. Bachert & Richter, 2005, S.29).

Beispiele für strategische Ziele und Messgrößen zeigt folgende Abbildung:

Ziele	Messgrößen
a) Heimeinzug optimieren	▪ Anteil der Fälle, in den Unterlagen beim Heimeinzug fehlen
b) Medizinische Pflegequalität sichern und verbessern	▪ Anzahl Dekubitus in der Einrichtung ▪ Anzahl eingeführter Pflegestandards ▪ Zeiten für psychosoziale Kontakte (Minuten pro Bewohner) ▪ Ergebnisse bei ordentlichen MDK Prüfungen
c) Qualität der extern bezogenen Dienstleistungen sichern	▪ Beanstandungen bzgl. der externen Dienstleistungen seitens der Bewohner

Abbildung 4: Strategische Ziele und Messgrößen der Prozessperspektive im Altenheim
(Eigene Darstellung: a) nach Poniewaz, n.d., S.12-13; b) u. c) nach Brüggemann, 2007, S. 79)

3.4 Lern- und Entwicklungsperspektive

Im Altenheim gilt, genauso wie im Krankenhaus, dass die Mitarbeiter die größte Ressource darstellen. Etwa 70- 80% der laufenden Kosten in Pflegeeinrichtungen werden durch die Mitarbeiter verursacht (vgl. Poniewaz, n.d., S. 14). Altenheime sind dementsprechend zunehmend auf wirtschaftliches Handeln ihrer Mitarbeiter angewiesen. Infolgedessen gilt es, die Zufriedenheit und Qualifikation der Mitarbeiter zu erhöhen. Neben den hauptamtlichen Mitarbeitern gilt es auch, die ehrenamtlichen Mitarbeiter innerhalb der strategischen Ziele zu berücksichtigen. Ehrenamtliche Mitarbeiter können, trotz begrenzter finanzieller Möglichkeiten, dazu beitragen, das Leistungsangebot einer Pflegeeinrichtung zu erweitern, wie beispielsweise durch die Einrichtung einer Hospizgruppe. Des Weiteren können sie zur Entlastung der hauptamtlichen Mitarbeiter beitragen (vgl. Brüggemann, 2007, S.81).
Diese Perspektive wird gerade in Pflegeheimen häufig als Mitarbeiterperspektive bezeichnet, da die Mitarbeiter, wie erwähnt, der maßgebliche Aspekt dieser Perspektive sind.
Folgende strategische Ziele und Messgrößen sind innerhalb dieser Perspektive möglich:

Ziele	Messgrößen
a) Gewinnung und Motivation von ehrenamtlichen Mitarbeitern	▪ Anzahl der Einsätze der ehrenamtlichen im Jahr
b) Mitarbeiterzufriedenheit verbessern	▪ Ergebnis aus Mitarbeiterbefragung ▪ Anzahl der Krankheitstage im Monat
c) Qualifikation der Mitarbeiter fördern	▪ Anzahl der Fort- und Weiterbildung über gesetzliche Rahmenbedingungen pro Mitarbeiter im Jahr

Abbildung 5: Strategische Ziele und Messgrößen der Lern- und Entwicklungsperspektive im Altenheim

(Eigene Darstellung: a) nach Poniewaz, n.d. , S. 14-15; b) u. c) nach Brüggemann, 2007, S. 82)

3.5 Perspektive „ Ideeller Bereich“

Diese Perspektive stellt eine Möglichkeit dar, zum Beispiel für kirchliche Häuser, den besonderen Aspekt der christlichen Begleitung im Alter innerhalb ihrer Strategie zu beachten (vgl. Brüggemann, 2007, S.82).

Prinzipiell können in dieser Perspektive alle Leistungen Berücksichtigung finden, die vom Haus oder Träger erbracht werden, ohne eine direkte Gegenleistung dafür zu erhalten (vgl. Lange, n.d., S.18). Hier könnten, neben der Lern- und Entwicklungsperspektive, auch die ehrenamtlichen Mitarbeiter Beachtung finden.

Abbildung 6 zeigt, wie die Ausgestaltung dieser Perspektive aussehen könnte.

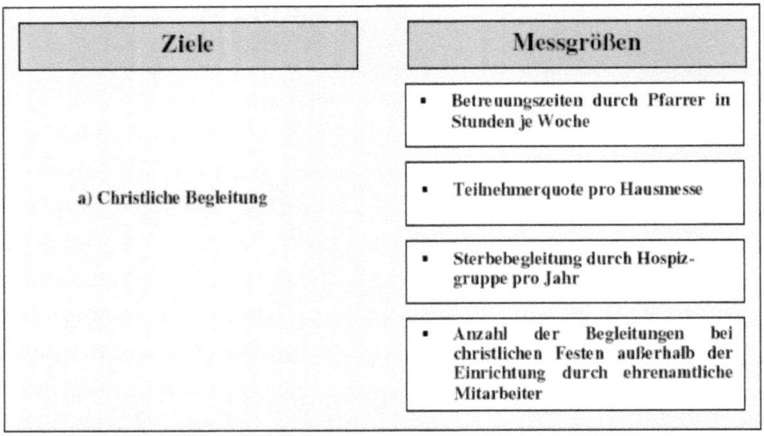

Abbildung 6: Strategische Ziele und Messgößen der Perspektive „Ideeller Bereich" im Altenheim
(Eigene Darstellung .a) nach Poniewaz, n.d., S. 8)

4 Ursache-Wirkungsbeziehung

Die Darstellung der Ursache- Wirkungsbeziehung ermöglicht es, im Altenheim den Zusammenhang aller relevanten Tätigkeiten zu sehen und macht deutlich, dass die Bewohnerzufriedenheit und die Wirtschaftlichkeit nicht ausschließlich von der Pflege abhängen, sondern dass viele weitere Aktivitäten maßgeblich daran beteiligt sind. So können zum Beispiel Rückschlüsse auf die Qualität der Speisen und der damit zusammenhängenden Bewohnerzufriedenheit geschlossen werden (vgl. Poniewaz, n.d., S.6).

Die folgende Darstellung einer Ursache-Wirkungskette für ein Altenheim soll weiterhin verdeutlichen, dass die finanzielle Perspektive nicht immer ausschließlich die Spitze der Balanced Scorecard bilden muss, da Einrichtungen im Gesundheitswesen das Wohl der Kunden, in diesem Fall das der Bewohner, in den Vordergrund stellen. Weiterhin wird aufgezeigt, wie sich die Ziele der Perspektive „ideeller Bereich", neben den vier Perspektiven nach Kaplan und Norton, in die Ursache- Wirkungsbeziehung mit einfügt. Innerhalb dieser Darstellung ist die Lern- und Entwicklungsperspektive als Mitarbeiterperspektive benannt worden.

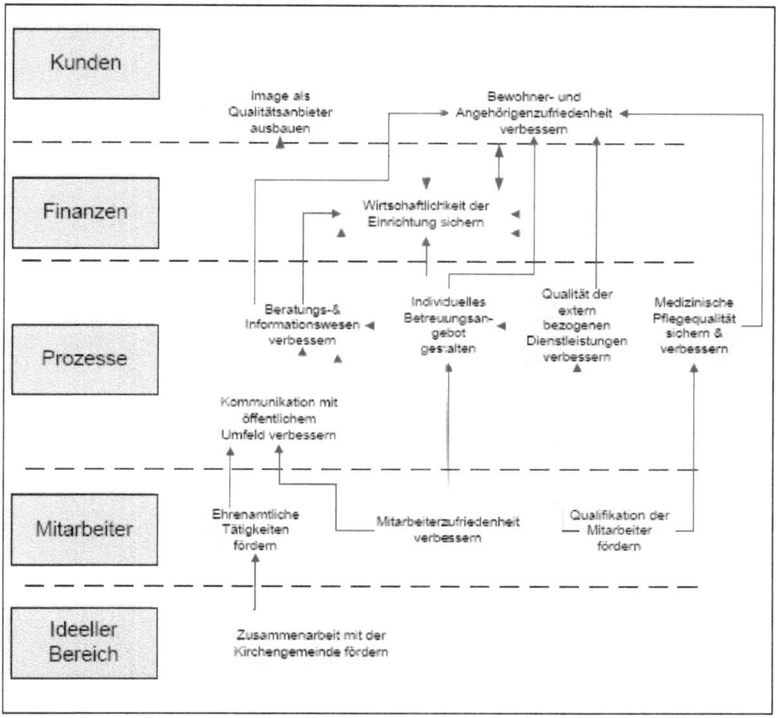

Abbildung 7: Ursache- Wirkungsbeziehungen im Altenheim
(nach Brüggemann, 2007, S.84)

5 Zusammenfassung

Diese Arbeit verdeutlicht, dass die BSC auch für Altenheime geeignet ist. Durch Modifizierung der Scorecard kann das spezifische Tätigkeitsfeld der Altenheime berücksichtigt werden. Durch die Vorstellung der Perspektive „ideeller Bereich" wurde aufgezeigt, dass selbst der kirchliche Aspekt innerhalb der Scorecard berücksichtigt werden kann, wenn dies zur Umsetzung der Strategie notwendig ist. Die Darstellung der Ursache-Wirkungsbeziehung hat des Weiteren verdeutlicht, dass nicht immer die Ziele der finanziellen Perspektive an der Spitze der BSC stehen müssen. Hier sollte jedoch erwähnt werden, dass dies einer genauen Überlegung bedarf. Durch die Umstrukturierung des Gesundheitswesens und der damit verbundenen Abrechnung der Leistungen, sind heutzutage selbst Häuser der Spitzenverbände in der freien Wohlfahrt nicht vor Schließungen geschützt (vgl. Poniewaz, n.d., S.1).

Literaturverzeichnis (inklusive weiterführender Literatur)

Agens Consulting [Internet]. Die Balanced Scorecard in Banken – agens Studie 2006.Verfügbar unter: http://www2.agens.com/data/agens_/PDFs/agens_studie_bsc_in_banken_summary. pdf [15.11.2006].

Bachert, R. & Richter, S. (2005). Balanced Scorecard in der Altenpflege konkret. Kissingen: WEKA MEDIA GmbH & Co. KG

Borgers, P. & Schmidt, R. (2002). Die Balanced Scorecard als Steuerungsinstrument im Krankenhaus. Betriebswirtschaftliche Forschung und Praxis, 2, 101-117.

Börkircher, H. (2004). „Balanced Scorecard"(BSC)- Ein umfassender Führungs- und Steuerungsansatz für die Praxis. In Börkircher, H.(Hrsg.), Betriebswirtschaftliche Praxisführung für Ärzte (S.197-2003). Berlin: Springer

Börkircher, H. & Gensler, H. (2005a). Die Balanced Scorecard (BSC) – Teil 5. Ein Managementinstrument zur Mitarbeiterführung. Zahnarzt Wirtschaft Praxis, 5, 24-29.

Börkircher, H. & Gensler, H. (2005b). Die Balanced Scorecard (BSC) - Teil 6. Zufriedenheit der Patienten steigern. Zahnarzt Wirtschaft Praxis, 6,16-22.

Börkircher, H. & Gensler, H. (2005c). Die Balanced Scorecard (BSC) - Teil 8. Sicherung der Qualität in der Praxis. Zahnarzt Wirtschaft Praxis, 9, 22-28.

Börkircher, H. & Hofmann, L. (2005). Die Balanced Scorecard (BSC) – Teil 3. Die Perspektive „Privat". Zahnarzt Wirtschaft Praxis 7+8, 20-23.

Brüggemann, C. (2007). Entwicklung einer Balanced Scorecard in der Altenpflege. Saarbrücken: VDM Verlag Dr. Müller e.K. und Lizenzgeber.

Bündnis Gesundheitsreform 2000 [Internet]. Bundesweites Positionspapier der Gesundheitsberufe für ein patientengerechtes Gesundheitswesen. Verfügbar unter: http://www.aekno.de/htmljava/b/buendnismeldung.asp?id=17

Carsten, A. / Hankeln, C. & Lohmann, R. (2004). Entwicklung und Implementierung von Strategien im Krankenhaus mit Hilfe der Balanced Scorecard. Journal für Anästhesie und Intensivbehandlung, 1, 98 – 104.

Conrad, H-J. (2001). Balanced Scorecard als modernes Managementsystem im Krankenhaus. Kulmenbach: Baumann

Czap, H. / Hopp, Fr.-P. & Winkel, St. (2000). Niedrige Kosten sind für den Erfolg des Krankenhauses nicht alles. Führen und Wirtschaften im Krankenhaus, 3, 250- 253.

Ermisch, S. / Gronwald, S. / Heflik, R. / & Schneyink, D. (2007). „Wir pflegen uns, wenn wir alt sind"...und wer kümmert sich um Sie? Stern, 44, 183-195.

Fischbach, P. & Spitaler, G. (2004). Balanced Scorecard in der Pflege. Stuttgart: Kohlhammer GmbH

Frank, M. (2005). Qualitätsmanagement in der Arztpraxis- erfolgreich umgesetzt (2.Auflage). Stuttgart: Schattenauer GmbH

Friedag, R. & Schmidt, W. (2000). Balanced Scorecard- Mehr als ein Kennzahlensysten (2.Auflage). Freiburg: Rudolf Haufe

Frielingsdorf, G. (2005) [Internet]. Praxisführung mit der Balanced Scorecard. Verfügbar unter: http://frielingsdorf-partner.de/files/public/pdf/FFP_Artikel_AEZ_2005_13.pdf [01.10.2007)

Gladen, W. (2003). Kennzahlen und Berichtssysteme. Grundlagen zum Performance Measurement (2.Auflage). Wiesbaden: Verlag Dr. Th. Gabler GmbH

Greulich, A. / Onetti, A. / Schade, V. & Zaug, B. (2005). Balanced Scorecard im Krankenhaus. Von der Planung bis zur Umsetzung. Heidelberg: Verlagsgruppe Hüthig Jehle Rehm GmbH

Heberer, M./ Imark, P./ Bogdan, B./ Freiermuth, O./ Hurlebaus, T./ Juhaz, E. & Bodoly, A. (2002). Welche Kennzahlen braucht die Spitalführung? Konzept und Anwendung der Balanced Scorecard. Schweizerische Ärztezeitung, 9, 425-434.

Hausegger, V. (2005) [Internet]. Professionelles Ordinations – Marketing: Mit der Analyse fängt alles an. Medical Tribune, 7, 14-15.

Henke, D. & Göpffarth, D., (2005). Das Krankenhaus als betriebswirtschaftliches System. In Hentze, J., Huch, B. und Kehrers Erich (Hrsg.), Krankenhaus-Controlling. Konzepte, Methoden und Erfahrungen aus der Krankenhauspraxis (S.2 –31), (3.Auflage). Kohlhammer: Stuttgart

Horvàth & Partner (Hrsg.) (2001). Balanced Scorecard umsetzen (2. Auflage). Stuttgart: Schäffer -Poeschel

Horváth & Partner Consulting (2005) [Internet]. Balanced – Scorecard- Studie 2005. Verfügbar unter:
http://www2.horvath-partners.com/Studien-Detailseite.555.0.html?&L=0&tx_horvathpublications_pi1[showUid]=156&tx_horvathpublications_pi1[backPid]=141&tx_horvathpublications_pi1[pointer]=0&cHash=55574fe2ae [15.09.2007].

Horváth, P./ Gaiser, B. & Vogelsang, P. (2005). Quo vadis Balanced Scorecard? Implementierungserfahrungen und Anregungen zur Weiterentwicklung. In: Hahn, D.& Taylor, B. (Hrsg.), Strategische Unternehmensplanung- Strategische Unternehmensführung (S.151-171), (9.Auflage).Berlin: Springer Verlag

Infosozial (2007) [Internet]. Pflegebericht 2007: MDK stellt Verbesserungen in allen Leistungsbereichen fest. Verfügbar unter: http://blog.info- sozial.de/2007/09/12/pflegebericht-2007-mdk-stellt-verbesserung-in-allen- leistungsbereichen-fest/ [31.10.2007].

In-Vivo GmbH (n.d.) [Internet]. Strategische Geschäftsfelder im Gesundheitsbereich. Verfügbar unter: http://www.in-vivo.info/strat_geschaeftsfelder.pdf [04.09.2007].

Juris (n.d.) [Internet]. Heimgesetz. Verfügbar unter: http://bundesrecht.juris.de/heimg/BJNR018730974.html [18.10.2007].

Kaplan, R.S. & Norton, D.P. (1997). Balanced Scorecard. Strategien erfolgreich umsetzen. (P. Horvàth, B.Kuhn-Würfel & C. Vogelhuber, Übers.). Stuttgart: Schäffer- Poeschel (Original erschienen 1996: The Balanced Scorecard. Translating Strategy into Action).

Kaplan, R.S. & Norton, D.P. (2001). Die Strategie- Fokussierte Organisation. Führen mit der Balanced Scorecard. (P. Horváth & D. Kralj, Übers.). Stuttgart: Schäffer- Poeschel (Original erschienen 2001: The strategy focused organisation)

Kaper, C. & Kapser, N. (n.d.) [Internet]. Kontinuierliches Qualitätsmanagement mit einer KTQ-basierten Balanced Scorecard. Verfügbar unter: http://www.zeq.de/pix/pdf/01_08_07_Beitrag_Pflege_Management_KTQ_Balanced%20Scorecard_050601.pdf [25.10.2007].

Kämpf, R. / Hinkeln, A. / Katzelnik, O. & Weigel, A. (2001) [Internet]. Impelmentierung der Balanced Scorcard Teil 2. Verfügbar unter: http://www.ebz-beratungszentrum.de/organisationen/bsc-teil4.html [15.09.2007]

Koch, C., (2003) [Internet]. Welches Controlling benötigen Nonprofit- Organisationen? Verfügbar unter: http://www.bfs-service.de/Fachbeitraege/OC-NPO.pdf [31.09.2007].

Kraus, M., Stegarescu, D., (2005). Non-Profit-Organisationen in Deutschland – Ansatzpunkte für eine Reform des Wohlfahrtstaates. Mannheim: Zentrum für Europäische Wirtschaft GmbH. Dokumentation Nr. 05- 02. Download unter: ftp://ftp.zew.de/pub/zew-docs/docus/dokumentation0502.pdf [15.10.2007].

Klump, M. & Zug, S. (2003). Iconomic paper No 7: Managementinovation im Gesundheitswesen. Praxisevolution und Fallbeispiel zur Anwendung der Balanced Scorecard im Krankenhausmanagement. Leipzig: inomic GmbH

KTQ a (n.d.) [Internet]. Verfügbar unter: http://www.ktq.de/ktq_ueber_uns/index.php [02.11.2007].

KTQ b (n.d.) [Internet]. Verfügbar unter: http://www.ktq.de/ktq_pflegeeinrichtungen/index.php [02.11.2007].

KTQ c (n.d.) [Internet]. Kurzbeschreibung des Zertifizierungsverfahrens. Verfügbar unter: http://www.ktq.de/ktq_media/pdf_2006/Verfahrenskurzbeschreibung_01_2006.pdf

Ruhaltinger, J. (2007).Praxisführung: Neue Perspektiven. Ärztemagazin, 14, S. 34 – 38.

Lange, W. & Lampe, S. (2002). Balanced Scorecard als ganzheitliches Führungsinstrument in Non- Profit- Organisationen. Kostenrechnungpraxis, 2, S. 101- 108.

Lange, W. (n.d.) [Internet]. Controlling im DRK am Praxisbeispiel des DRK- Landesverband Westfalen- Lippe e.V.. Verfügbar unter: http://www.lv-westfalen-lippe.drk.de/bbs/controlling.pdf [22.09.2007]

Lehmeier, P.J, (2004). Notwenigkeit und Grundsätze einer betriebswirtschaftlich orientierten Praxis. In Börkircher, H., Betriebswirtschaftliche Betriebsführung für Ärzte (S.3-10). Berlin: Springer

Liedtke, J. (n.d) [Internet]. Kritische Würdigung von Balanced Scorecard Konzepten. Verfügbar unter:http://www.competence-site.de/controlling.nsf/AttachShow!OpenFrame&attachfile=/controllingnsf/999ACD257561B5C5C1257qq700405C85/$File/Kritische_Wuerdigung_BSC_2.0.pdf [05.11.2007].

Online-Verwaltungslexikon [Internet]. Verfügbar unter: http://www.olev.de/ [10.09.2007].

Poniewaz, E. (n.d.) [Internet]. Mit der Balanced Scorecard den Zielhafen erreichen. Verfügbar unter: http://www.bfs-service.de/Fachbeitraege/BSC_Altenhilfe_BFS.pdf [09.09.2007]

Reisner, S. (2003). Das integrative Balanced Scorecard Konzept. Die praktische Umsetzung im Krankenhaus. Stuttgart: Kohlhammer

Schalk, J. (n.d.) [Internet]. Die Balanced Scorecard als Instrument zur Steuerung von Seniorenzentren. Verfügbar unter:http://heimleiter.at/catit/pdf_usr/BalancedScorecard.pdf

Schneider, W.. (2005). Strategische Praxisführung. Zahnarzt Wirtschaft Praxis, 9, 14- 16.

Schöneberger, M. (2005). Strategisches Management im Krankenhaus. Schweizerische Ärztezeitung, 9, 562- 573.

Sozialgesetzbuch V, [Internet]. Verfügbar unter: http://www.sozialgesetzbuch-bundessozialhilfegesetz.de/_buch/sgb_v.htm [02.11.2007].

Sozialgesetzbuch XI, [Internet]. Verfügbar unter: http://www.sozialgesetzbuch-bundessozialhilfegesetz.de/_buch/sgb_xi.htm [02.11.2007].

Stoll, B. (003). Balanced Scorecard für soziale Organisationen. Regensburg: Walhalla Fachverlag

Töpfer, A. (2000). Steuerung der Verwaltung durch Balanced Scorecard. In Töpfer, A. (Hrsg.), Die erfolgreiche Steuerung öffentlicher Verwaltungen. Von der Reform zur kontinuierlichen Verbesserung (S. 159-174). Wiesbaden: Dr. Th. Gable

Weidehammer, J. & Bahr, V. (2004). Wachstumsmarkt Pflegeeinrichtungen- Strategien zur Entfaltung im Wettbewerb. TCC Trans Clinic Consultants GmbH. Download unter: http://tcc-sb.de/quellen/TCC_WachstumPflege-korr.pdf

Wirtschaftslexikon (n.d.) [Internet]. Verfügbar unter: http://www.wirtschaftslexikon24.net/d/roce.htm

ZEQ (n.d.) [Internet]. Verfügbar unter: http://www.zeq.de/ktq/action/show/ebene/aaaaabab [04.09.2007].

Weitere Informationen zu diesem Thema finden Sie in: „Anwendung der Balanced Scorecard in Einrichtungen des Gesundheitswesens" von Eva- Maria Schmidt.

ISBN: 978-3-638-04533-9

http://www.grin.com/de/e-book/90442/